Linda Mason

Ursula la Malagradecida

Libro # 21

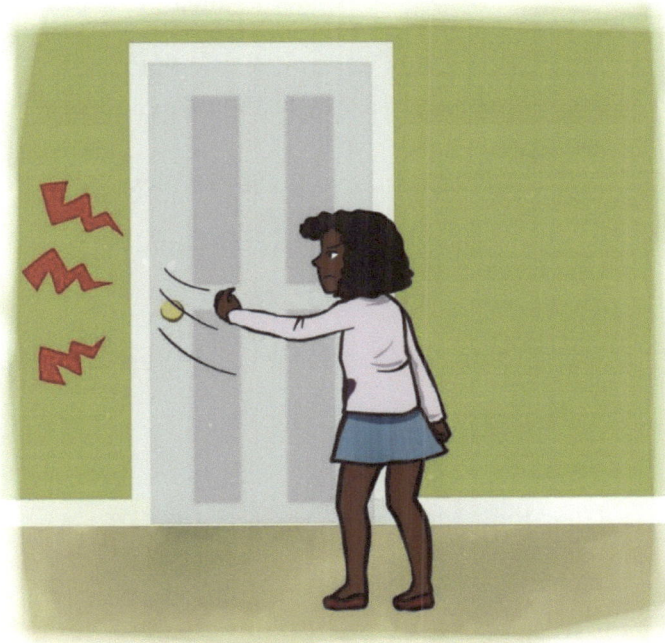

Cuentos del Espíritu de la Verdad

Derechos de autor/Portada
(Copyright/Title Page)

Ursula la Malagradecida

Libro # 21, Cuentos del Espíritu de la Verdad

Linda C. Mason

LMasonOnTop@aol.com
www.BooksByLMason.com

Books By L Mason, A Safe Place
P.O. Box 1162, Powhatan, VA 23139

Illustrado por: Jessica Mulles

ISBN: 978-1-967205-20-2

LCCN: 2025907774

© Número de Registración # WGA West **2296308**

Ursula la Malagradecida

"¡Quiero el azul! El morado ya no es popular", le dije a papá mientras elegía un nuevo auricular que quería mostrar en la escuela.

—¿Pero no tienes ya dos auriculares en casa, Úrsula? —preguntó papá.

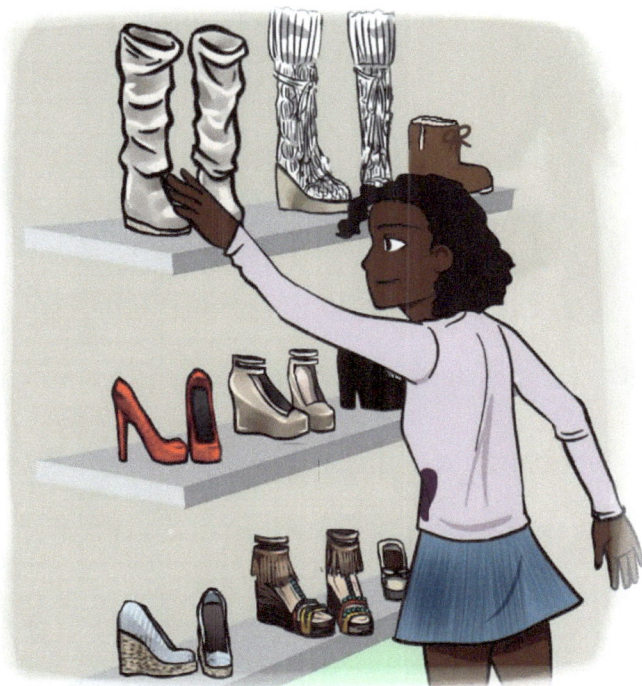

—Sí, pero son viejos. La abuela me los regaló la Navidad pasada. Ya nadie lleva esos viejos estilos —afirmé, despreocupado—.

"¿Les pasa algo a los viejos? ¿Están rotos? —preguntó papá.

"No lo sé", respondí. "Son simplemente viejos. Ahora necesito unos nuevos —insistí mientras le dirigía una mirada que indicaba lo anticuado que era—.

—¿Y qué tal un nuevo par de zapatos también? —pregunté, sabiendo que ya tenía muchos zapatos y botas.

"¡Estas botas de aquí son increíbles!" —dije mientras me dirigía al portabotas.

Mientras mi papá y yo estábamos en la tienda, esperando para decidir qué comprar para mi cumpleaños número trece, comencé a pensar en todo lo que había dejado en la casa de mi abuela. Mi papá también había vivido allí en un tiempo, pero cuando comenzó a viajar mucho, se mudó. La abuela Pearl siempre se había preocupado por mí y me permitía hacer lo que quisiera. Ahora tenía trece años y tuve que mudarme de la casa de mi abuela para vivir con mi papá debido al deterioro de su salud. Sin embargo, estábamos a solo unas pocas millas el uno del otro, por lo que podía visitarla casi en cualquier momento. Papá había contratado a una enfermera para que la cuidara. La amo, aunque probablemente no lo pensaría así por cómo actué mientras vivía con ella.

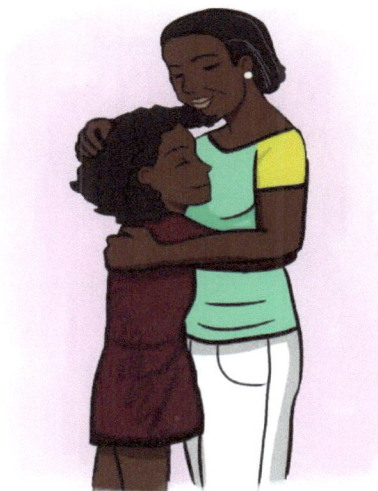

Nunca conocí a mi madre, pero mi padre y mi abuela Pearl habían sido parte de mi vida a lo largo de los años. Tenía el un trabajo que lo mantenía viajando la mayor parte del tiempo, por lo que no podía pasar el tiempo conmigo para cuidarme adecuadamente. Es por eso que la abuela Pearl intervino, bueno, hasta este punto, de todos modos. Creo que ella siempre se sintió un poco culpable porque mi mamá, su hija, nunca estuvo en mi vida. Probablemente por que ella me dejó salirme con la mía la mayor parte del tiempo. Mi lema es 'consigue todo lo que puedas mientras puedas'.

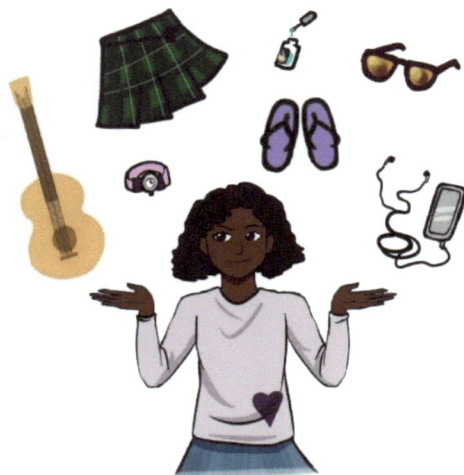

Supongo que podría ser un poco egoísta e incluso desagradecido también, pero ¿sabes qué? Merezco tener todo lo que quiero. No es mi culpa que los adultos no sepan cómo criar a los niños. No es culpa mía que mi madre se haya ido y nunca haya vuelto. Me debían lo que yo quisiera.

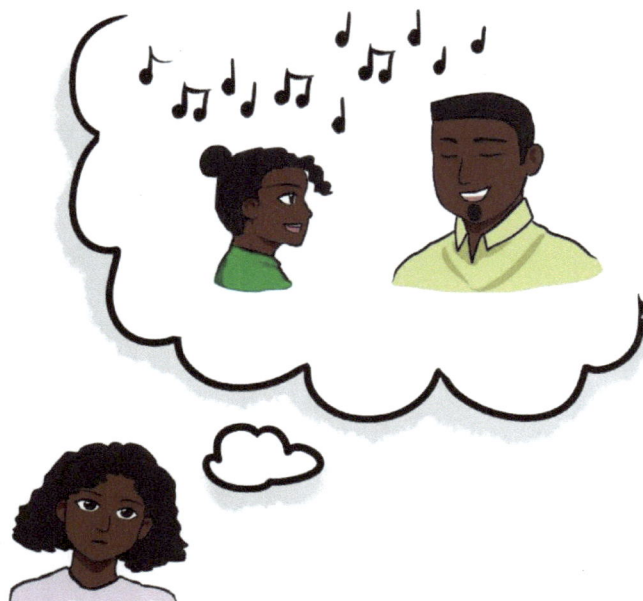

Recordando cuando era mucho más joven, mi papá trataba de pasar el mayor tiempo posible conmigo. A él le gustaba cantar, y a mí también, y pasábamos tiempo juntos cantando canciones durante horas. Echo de menos esos tiempos. En los últimos años, su trabajo parecía haberlo mantenido ausente la mayor parte del tiempo. Pensé que compensaría lo mucho que extrañaba a mi papá exigiéndole a mi abuela que me comprara todo lo que quería. A pesar de ella que lo hizo, eso nunca me hizo muy feliz. Fingía estar contento con mis amigos, pero no me sentía feliz cuando estaba solo en mi habitación. Extraño esos momentos que pasé con mi papá y añoraba a mi mamá.

La mayoría de las veces, recuerdo pasar mucho tiempo en mi habitación, arrancando libros de la biblioteca y rompiendo juguetes y aparatos electrónicos caros que me compró mi abuela Pearl. A quién le importaba si estaban rotos. ¿A quién le importaba si la abuela Pearl tenía que reemplazar los libros con dinero de su cuenta de ahorros? No voy a perder el tiempo preocupándome por cosas como esa.

Durante el último año, me enojaba tanto que comencé a cortarme en áreas de mi cuerpo que nadie podía ver. Mis áreas preferidas para el corte fueron la parte superior de los muslos, el estómago o incluso la parte superior de los brazos, donde me aseguré de usar mangas largas cuando salía para que nadie se diera cuenta. Parecía como si cuando sintiera el dolor del corte, el dolor que sentía en mi corazón por mi vida vacía fuera a desaparecer.

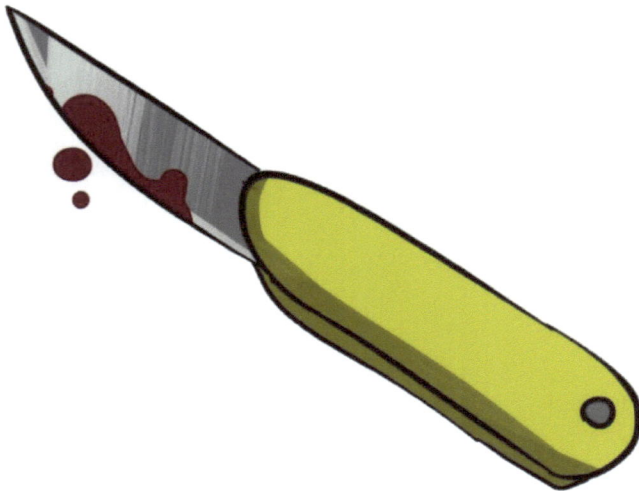

Mis pensamientos regresaron a la zapatería en la que mi papá y yo estábamos ahora. ¿El me compraría cualquier cosa que quisiera, como lo había hecho mi abuela Pearl?

"Bueno, papá, ¿me vas a comprar ese auricular o no? Estas botas de aquí también irán bien con mi atuendo morado", exigí una vez que dejé de soñar despierto con tiempos pasados.

"Ya que es tu cumpleaños, Úrsula, esta vez los conseguiré, pero tendrás que cuidarlos", dijo papá mientras llevaba ambos artículos a la caja registradora.

"¿Y cuándo puedo empezar a llamar a mis amigos para que vengan a mi fiesta de cumpleaños?" Continué mientras ayudaba a llevar las bolsas al coche.

"Úrsula, hablaremos de esa fiesta de cumpleaños cuando lleguemos a casa. ¿De acuerdo?" Papá dijo con una expresión que decia: '*Hoy no*'.

Papá parecía haber cambiado un poco desde que pasábamos **t**iempo juntos. Parecía más se**r**io, más maduro. Me recordó a un adulto que no tenía intención de permitir que un niñ**o** como yo tomara las **de**cisiones.

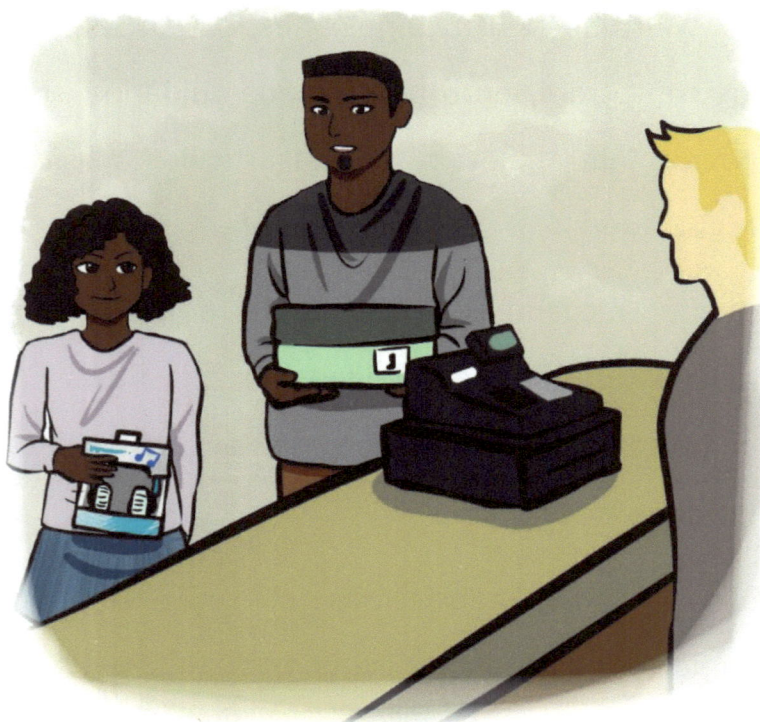

Cuando nos detuvimos en el camino de entrada y nos detuvimos, abrí la puerta del auto de inmediato y salté. Empecé a correr hacia la puerta principal, y papá se bajó del coche y me llamó.

"Jovencita, ¿podría volver a buscar sus maletas, por favor?"

—Puedes conseguirlos —dije con un tono que no creo que él apreciara—.

"Úrsula, si no puedes llevar tus paquetes, supongo que no los quieres. Puedo llevarlos de vuelta a la tienda. ¿Cuál será? —preguntó.

Caminé hacia el coche, agarré las bolsas y corrí hacia la puerta. Mientras esperaba a que papá abriera la puerta, no podía creer que me estuviera tratando así. Está bien, pensé. Lo arreglaré. Llevé mis maletas a mi habitación y me puse a buscar mi navaja. {z}

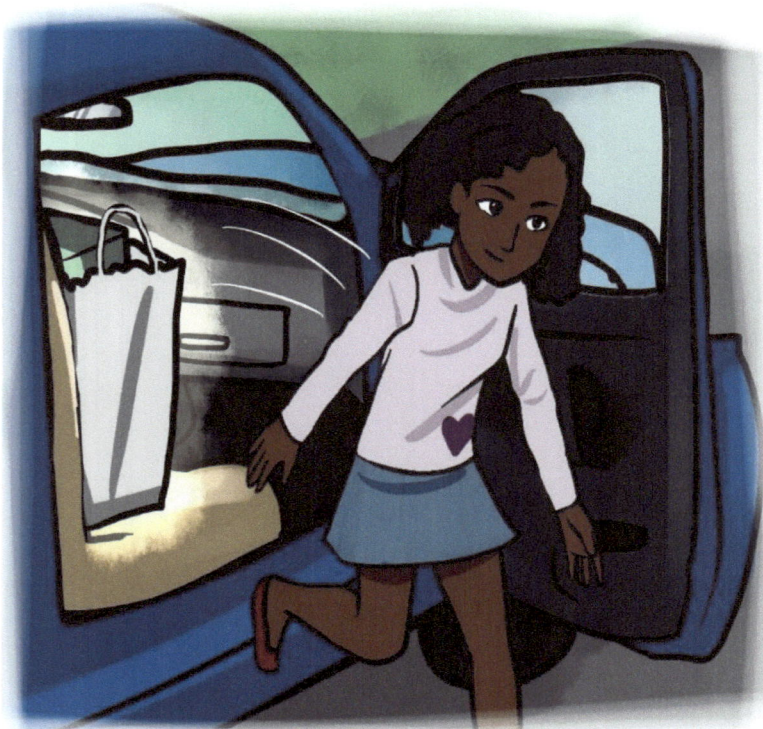

—¡Úrsula! —gritó papá—. "Úrsula, ¿podrías venir aquí por unos minutos?" Miré las bolsas que había tirado sobre la cama y fui a ver lo el qué quería, cerrando la puerta del dormitorio detrás de mí mientras me iba.

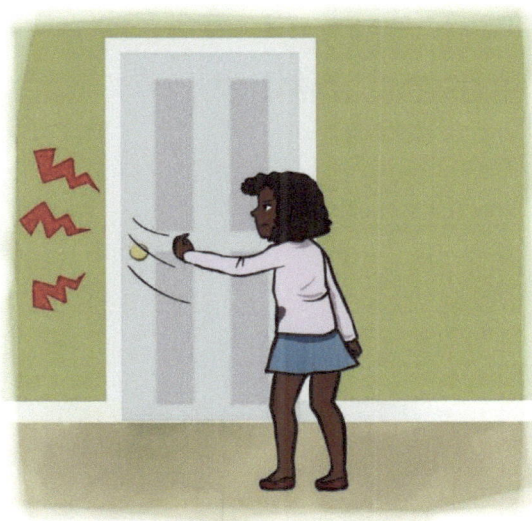

—Úrsula, por favor, vuelve a tu habitación, vuelve a abrir la puerta de tu dormitorio y ciérrala suavemente —el dijo con mucha calma—. {z}

"¡¿Qué?!" —grité, pisoteando mientras hablaba—.

"¿Por qué me obligas a hacer eso?" — pregunté, ya muy irritado.

"Úrsula, cuando regreses de cerrar suavemente la puerta, debemos sentarnos unos minutos. Tenemos que hablar sobre el establecimiento de algunas reglas básicas ahora que vivirás conmigo", dijo papá.

"Me doy cuenta de que has tenido que crecer sin una madre en tu vida y, sobre todo, sin un padre. Lamento mucho que hayas tenido que crecer mayormente solo. Sé que tu abuela ha hecho lo mejor que sabía hacer por ti, y estoy muy agradecida de que haya estado allí para intervenir por mí y por tu madre; sin embargo, estoy aquí ahora. Cariño, no puedes seguir comportándote como te has acostumbrado. Discúlpeme un momento.

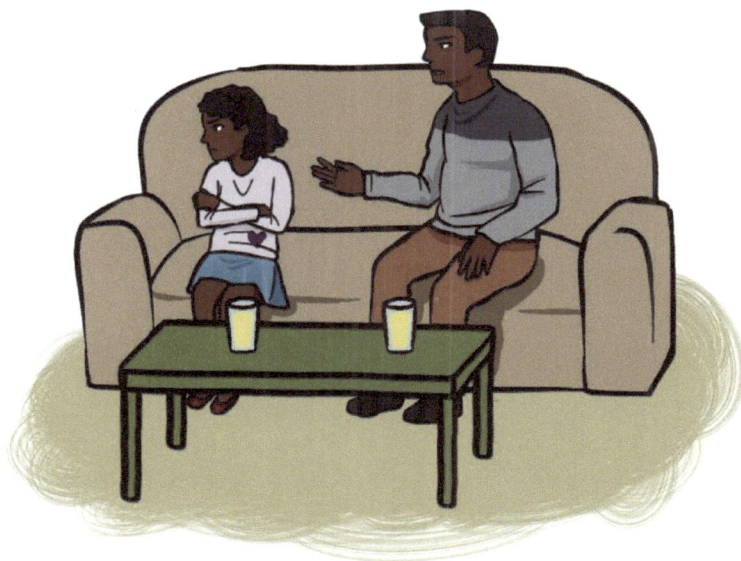

Papá fue a la cocina y trajo un vaso de limonada para los dos, luego continuó.

—El otro día hablé con tu abuela Pearl. Hablamos sobre todo de ti y de tu falta de respeto por lo ella que te compra. La mayoría de sus aparatos electrónicos y juguetes fueron destruidos por usted casi tan pronto como los trajo a casa de la tienda. Ella siente que estás haciendo esto intencionalmente. Tu abuela te los había reemplazado en el pasado. Sin embargo, Úrsula, debes saber que no seguiré ese mismo patrón. Si destruyes intencionalmente las cosas que te consigo, tendrás que prescindir de ellas. Además, no toleraré que pises fuerte por la casa o que cierres las puertas por aquí, por mucho que te enfades. Si te enfadas, Úrsula, sentémonos y hablemos de lo que está mal e ideemos formas de resolver los problemas. ¿De acuerdo?"

Estaba tan conmocionada y enojada que ni siquiera podía hablar. Me crucé de brazos y me recosté en la silla, aparté los ojos de él y no me molesté en responder a esa afirmación.

—¿Puedo irme ahora? —pregunté enojado.

—No, no puedes, Úrsula; Todavía no", dijo papá.

"Esa fiesta de cumpleaños que querías tener, no creo que lo hagamos este año".

"¡¿Qué?!" —grité—. "¡¿No hay fiesta?! ¡Pero es mi decimotercer cumpleaños!"

"No, no vamos a tener fiesta este año", insistió papá. "Con la forma en que trataste a tu abuela y tu falta de aprecio por las cosas que te compró, ¿realmente crees que mereces celebrar tu cumpleaños con una fiesta, Úrsula?"

"¡Sí, lo hago!" Le grité, tan enojado que ya podía explotar.

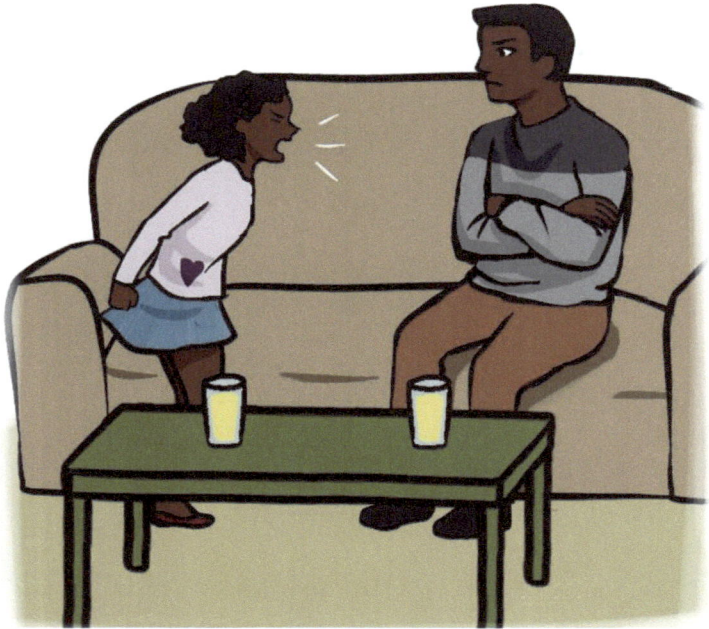

"Me gustaría que celebráramos tu cumpleaños; en cambio, me gustaría que lo hiciéramos con una cena privada. Una celebración solo contigo y conmigo sería muy agradable. También tienes mi permiso para invitar a uno de tus amigos. Tendremos pastel, helado y sus comidas favoritas, e iremos a su sala de juegos favorita o a una película después, a su elección. Necesito ver una mejora en tu comportamiento,

Úrsula, antes de considerar darte una gran fiesta de cumpleaños.

"¡Puedes quedarte con tu pastel y helado! ¡Esto no es justo!" —grité, ahora llorando—.

Me levanté, corrí a mi habitación y cogí las bolsas con las cosas que acababa de comprarme. Volví a él y los tiré al suelo delante de él. Ahora, corriendo de regreso a mi habitación, no podía creer que esto estuviera sucediendo. Finalmente recuperé a uno de mis padres, y él me lo exigió. Es su culpa que me comportara de la manera en que lo hice en primer lugar. ¡Todo es su culpa, y ahora quiere que cambie!

"¡Bueno, no lo haré! ¡No lo haré!" —dije en voz alta—. Después de volver a cerrar la puerta detrás de mí, me tiré en la cama, llorando tanto que pensé que iba a vomitar.

Sabía lo que me haría sentir mejor. Levanté el colchón y saqué la navaja.

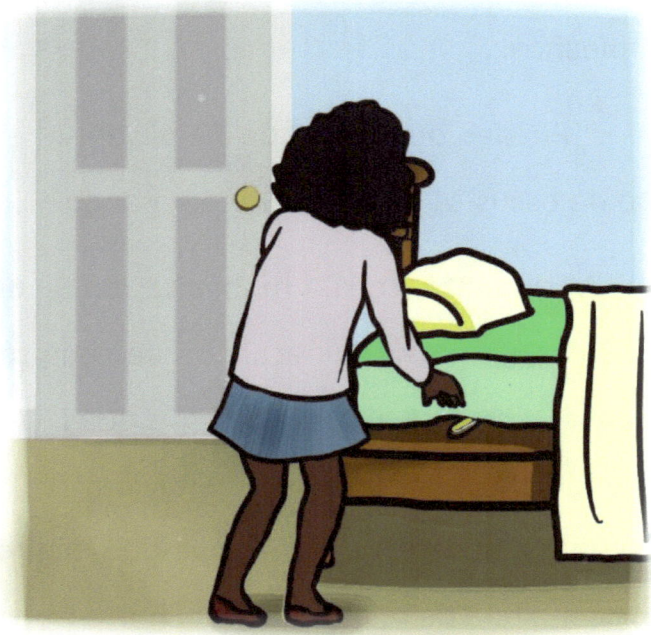

De repente, llamaron a la puerta de mi habitación.

¡Toc, toc, toc! Supe que era papá. —Úrsula, abre esta puerta, o usaré mi llave para entrar — dijo—.

¡Dios mío! Tuve que esconder este cuchillo. Lo metí debajo del colchón y me levanté para abrir la puerta. Pero primero tenía que tratar de deshacerme de él, al menos el tiempo suficiente para hacer lo que tenía que hacer para que el dolor dentro de mi corazón desapareciera. Al menos el tiempo suficiente para usar este cuchillo.

"¡Papá, por favor déjame en paz!" Grité, con la esperanza de que se fuera el tiempo suficiente para que yo pudiera cortar.

—No, señora, no lo haré. ¡Tienes hasta que cuente hasta tres para abrir esta puerta, o lo haré yo mismo! Empezó a contar. —Uno, dos —estaba abriendo la puerta cuando él dijo—, tres.

"¡Ahora tengo casi trece años y ni siquiera puedo tener privacidad!" —grité—.

"¡¿Qué más quieres, papá?!" —dije, deseando que saliera pronto de mi habitación.

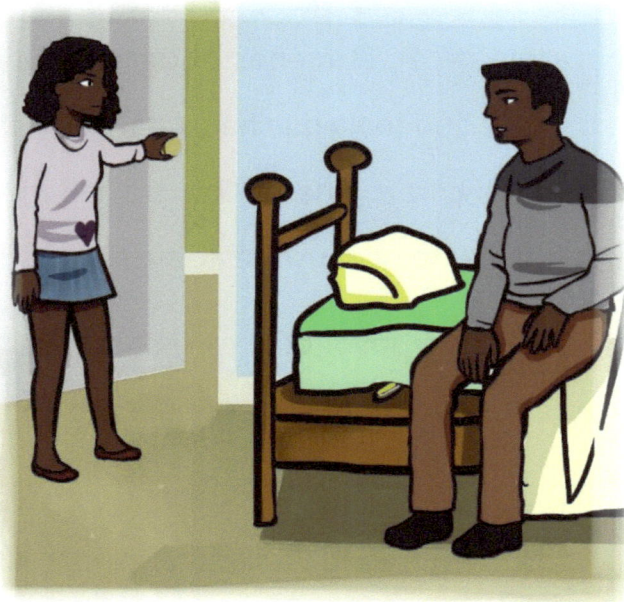

Cuando papá entró en la habitación, yo seguí de pie en la puerta. Entró y se sentó en mi cama mientras empezaba a hablar.

—Está bien, Úrsula. Entiendo que no estás acostumbrado a que nadie sea tan estricto contigo, pero tienes dos minutos para recoger los paquetes que tiraste en ese piso, o llevaré tus cosas a la tienda. Tus dos minutos comienzan ahora".

Papá miró su reloj y supe entonces que hablaba en serio, pero yo también. No me moví. Supongo que los dos éramos muy parecidos. Después de lo que supe que habían sido dos minutos, papá salió de mi habitación.

Podía oírlo recoger el desastre que había hecho en yo la sala de estar. También escuché que la puerta principal se cerraba y el auto arrancaba.

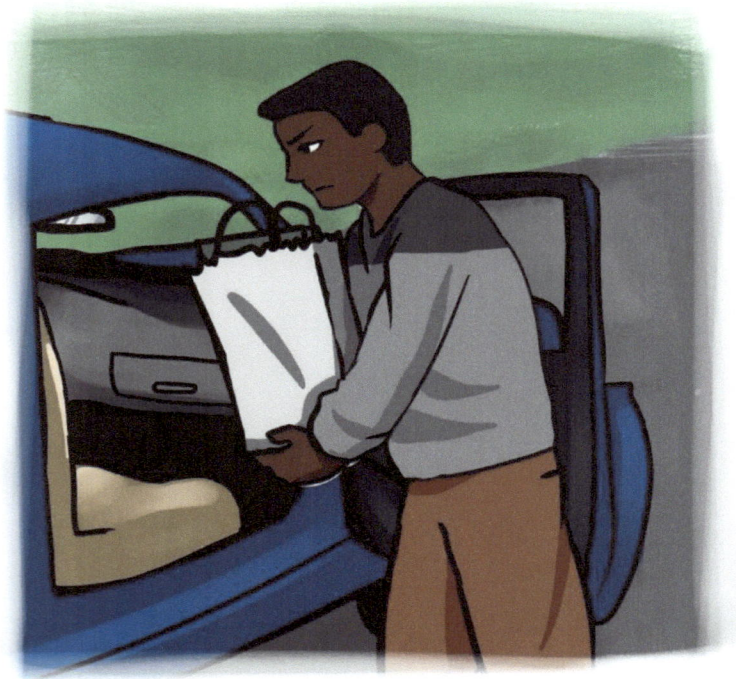

Las cosas estaban sucediendo demasiado rápido. No se me ocurría un plan lo suficientemente rápido como para burlarlo. No podía pensar. ¿Cómo podía mi papá creer que su pequeña historia de "*adulto*" podría compensar todas las veces que había pasado sufriendo porque ni mi mamá ni mi papá habían estado en mi vida? A menudo tenían *cenas de madre e hija* en la escuela, y mi madre no estaba allí, y la abuela estaba demasiado enferma para asistir conmigo. Siempre tenían *bailes de papá e hija* en la escuela, y mi papá no estaba. El pequeño discurso de papá nunca pudo compensar el dolor constante.

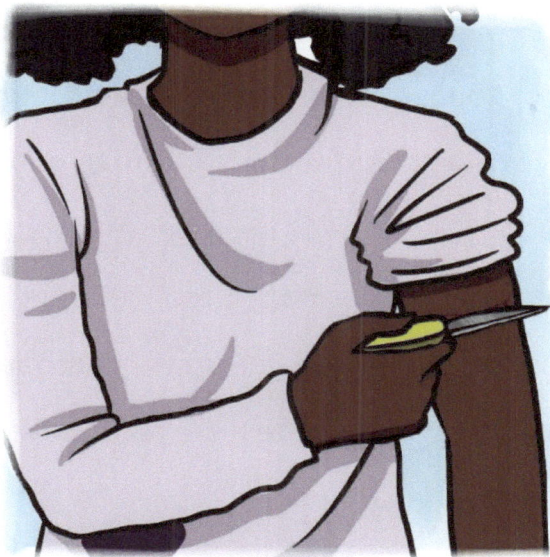

Oh, lo averiguaré más tarde. En este momento, sabía lo que tenía que hacer. Necesitaba cortar. Necesitaba cortar ahora mismo.

Me acerqué a mi colchón y saqué mi cuchillo. Entonces cambié un tipo de dolor por otro tipo de dolor. Cualquier dolor nuevo en este momento era mejor que tener este dolor penetrante, punzante, pero vacío en mi corazón. Las lágrimas también empaparon mi rostro mientras observaba cómo la sangre corría por mi brazo.

Para cuando papá llegó a casa, yo me había limpiado y me había calmado un poco. Sin embargo, todavía estaba enojada con papá y no estaba lista para enfrentarlo de nuevo. Me dejó sola cuando entró. Sin embargo, podía oírlo moverse en la cocina. Supongo que estaba preparando la cena. Varios pensamientos comenzaron a dar vueltas en mi mente. Ahora tenía que averiguar si seguiría siendo terco y me negaría a cenar o fingiría que no había pasado nada y saldría de esta habitación. A estas alturas ya tenía hambre, así que este último pensamiento tendría que tener prioridad.

Fingir que no había pasado nada era yo lo que había decidido hacer, pero había sucedido. Ahora, no tenía botas ni auriculares nuevos para mostrar en la escuela. Absolutamente nada para mi cumpleaños, y ahora tampoco fiesta de cumpleaños. Incluso creo que todo fue culpa mía cuando te pones a ello. Qué estúpido fue eso de tratar de ser más astuto que mi papá cuando perdí. Parecíamos ser dos iguales. Me di cuenta de que la vida se pondría difícil si no ideaba una mejor estrategia para ser más astuto que papá.

Cuando entré en la cocina, respiré hondo y dije sin mucho entusiasmo: "¿Necesitas ayuda para preparar la cena, papá?"

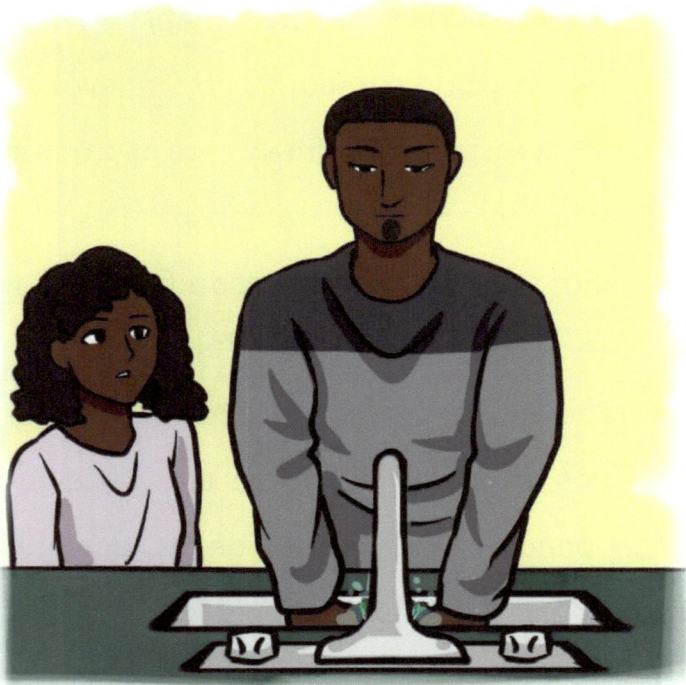

Levantó la vista del fregadero donde estaba lavando algunas verduras frescas y dijo con una sonrisa real en su rostro:

—Claro, Úrsula. ¿Te sientes mejor?

Sin que esperara una respuesta, me entregó las verduras que había estado lavando y dijo:

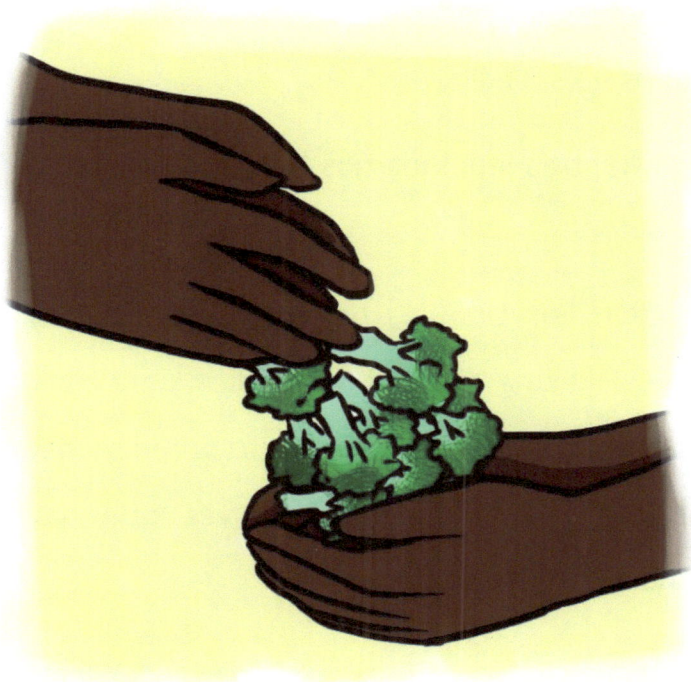

"Póngalos en la olla de agua hirviendo en la estufa cuando haya terminado, y tenga cuidado de no salpicar el agua caliente sobre usted".

Luego se acercó para comprobar lo que había en el horno. Continuamos preparando la cena, pusimos la mesa y luego ambos nos sentamos a comer. No hace falta decir que comimos en silencio.

Mientras limpiábamos la mesa juntos, papá dijo:

"Oh, sí. Úrsula, mañana tarde irás a la escuela. Fijé una cita con el médico para que te hicieras un examen físico completo por la mañana, y te llevaré a la escuela una vez que hayas terminado".

"¡¿Qué?!" —grité—. "¡No necesito ver a un médico!"

—dije, sabiendo muy bien que cualquier examen físico dejaría al descubierto los cortes que tenía por todas partes.

"Tu abuela dijo que has estado evitando a los médicos durante dos años. A medida que te haces mayor, estoy seguro de que hay algunas preguntas. —dijo papá como si realmente me estuviera ayudando—.

"Si se siente lo suficientemente cómodo, podemos discutir cualquier cosa que pueda tener en mente antes de ver al médico mañana. ¿Necesitas hablar?" preguntó con mucha inocencia.

¡Dios Mío! ¿Qué haria yo?

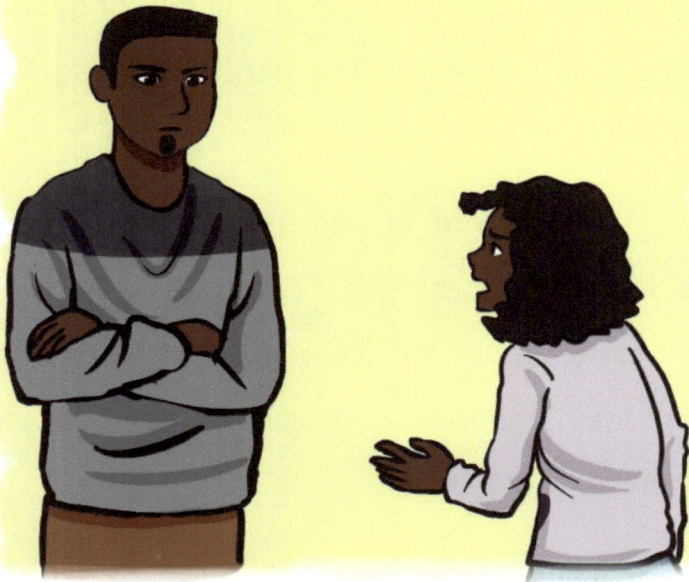

"Mañana tengo un examen crucial en la escuela que no puedo perderme", dije rápidamente, sabiendo que no lo hacía, ¡pero tenía que inventar algo!

"No vamos a reprogramar su examen físico, jovencita. Llamaré a la escuela por la mañana y les pediré que reprogramen su examen", el dijo, sin saber que se enteraría de que ella no tenía un examen en la escuela mañana el cuando llamara.

¡Uau! ¿Qué yo iba a hacer? Sentí que todo mi mundo se cerraba sobre mí y no podía escapar. Empecé a llorar incontrolablemente y ya no sentía mis piernas debajo de mí. Ahora, cayendo al suelo de rodillas, me quedé sin respuestas. No quería pensar más en todo esto. Lo único que podía hacer

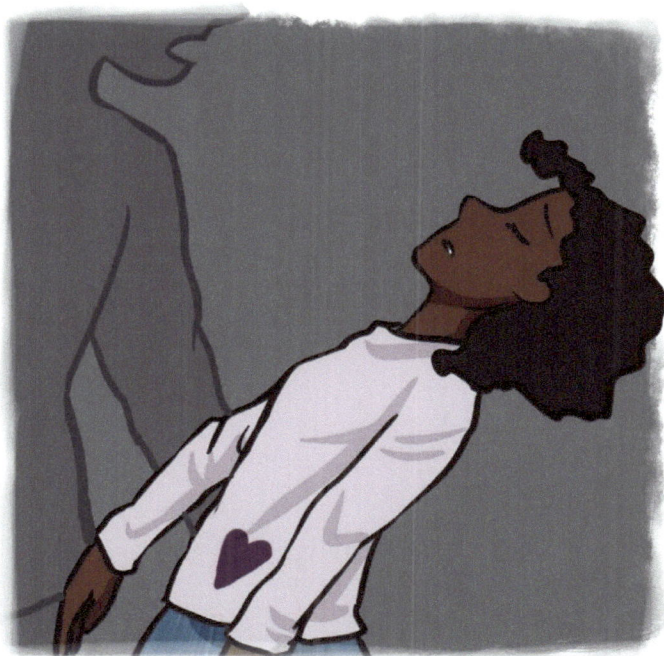

era llorar. Mi cuerpo comenzó a temblar y tampoco pude controlarlo.

Parecía que ya ni siquiera era *yo* . Un segundo después, me desplomé por completo en el suelo. Se me hizo un nudo en el estómago y la cabeza me palpitaba como si una gran banda de música marchara entre mis orejas. Papá me llamaba por mi nombre, creo. Ahora, nada más que negrura, quietud, no, más, dolor.

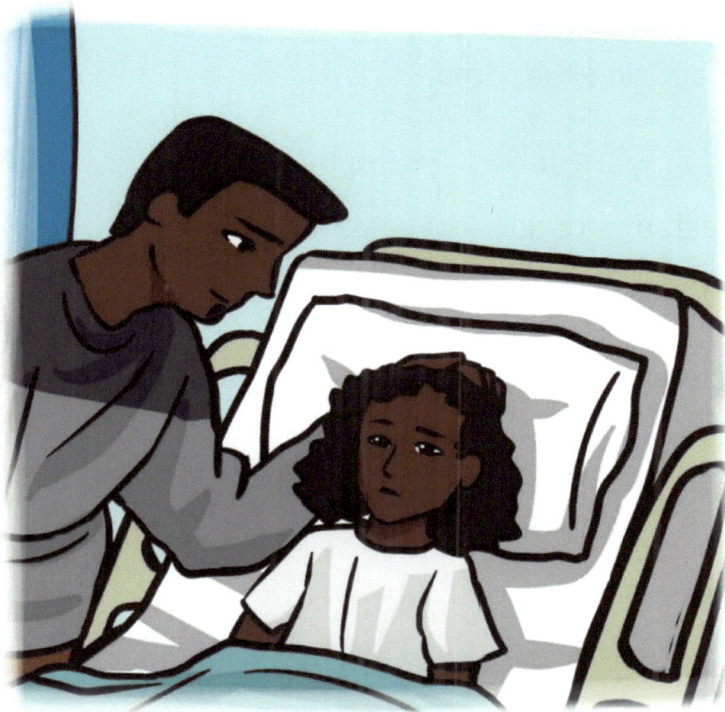

—Abre los ojos, Úrsula. Cariño, vuelve a mí. Va a estar bien. Estoy aquí, Úrsula. Abre los ojos. Abre los ojos".

Podía oír la voz de mi padre, pero parecía lejana. Ahora, se estaba haciendo más fuerte. Abrí los ojos y lo vi inclinado sobre mí, hablándome. Estaba yo en la cama.

—¿Papá? —pregunté, sin saber exactamente qué estaba pasando.

—Bienvenida de nuevo, cariño —dijo, luciendo muy preocupado mientras miraba fijamente mis ojos nublados—.

"Estamos en el hospital, cariño. Te desmayaste en la cocina ayer después de la cena. Este es el Dr. McJenney. Ella nos ayudará a superar algunos problemas confusos", me dijo papá mientras todavía estaba tratando de recuperar mi concentración mental y física.

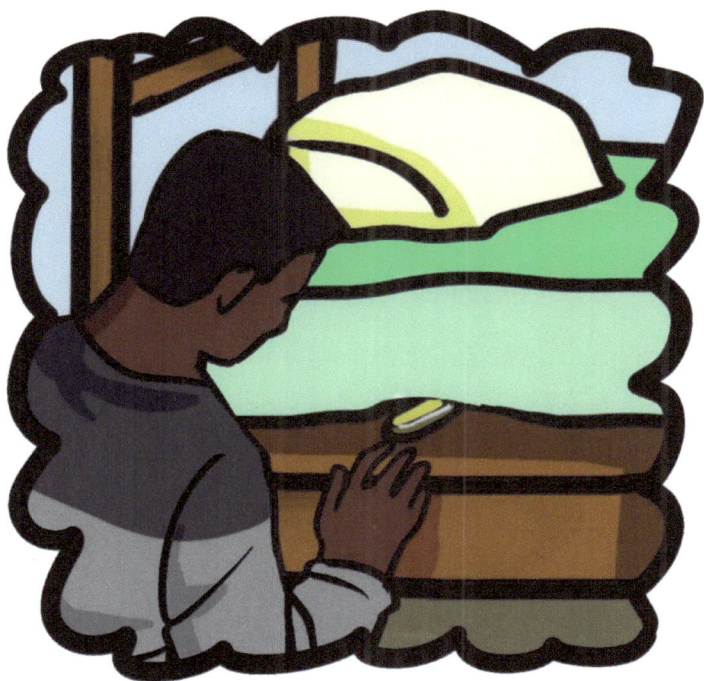

"Cariño, sabemos de los cortes y las cicatrices que tienes. Me fui a casa esta mañana después de saber que estabas estable y registré tu habitación. Encontré la navaja que tenías en tu cajón. La policía tuvo que venir conmigo porque no estaban seguros de si había estado abusando de ti. No te preocupes. No estás en problemas. Ambos tenemos que hacer algunos reajustes, pero sepan que ya no tendrán que hacer esto solos. Estaré aquí, sanando junto contigo, Úrsula. Nunca te dejaré solo de nuevo, ¿de acuerdo?"

Todo lo que pude decir fue: "Está bien". No pude pelear más. Ya no había rebelión en mí para continuar con esa vida que me había hecho, para continuar en ese mundo de dolor y soledad. Estaba lista para descubrir la persona que estaba destinada a ser. No podía haber sido la persona en la que me había convertido. Miré a mi papá y sonreí con una sonrisa genuina que nunca pensé haber experimentado. Ahora, extendiendo su mano, agarró la mía y se inclinó sobre mi cama, dándome el abrazo más amoroso que he recibido en mi vida.

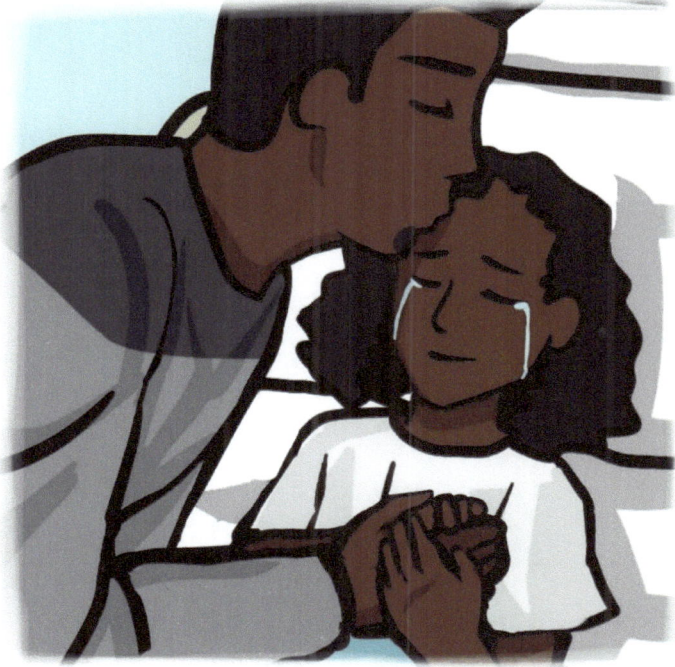

Papá me besó en la frente y ahora los dos llorábamos, pero yo estaba tan feliz. ¿Me? ¿Feliz? No recuerdo haber sido feliz antes. Me invadió un sentimiento que me pareció igual de extraño. No sentía *dolor*, absolutamente ningún dolor. Por primera vez en mi vida que podía recordar, no sentí dolor ni herida en ninguna parte, ¡ni siquiera en mi corazón!

Entonces miré al Dr. McJenney y le dije: "Es unplacer conocerte, Dr. McJenney. ¿Cuándo podemos empezar?

A través de varias sesiones con el Doctor McJenney, me presentaron las bandas elásticas. Son bandas grandes y coloridas que se usan en la muñeca. Cuando sientas la necesidad de cortar, encajas la banda elástica de tu muñeca. Crea un ligero dolor que no deja cicatriz, pero se convierte en un buen sustituto de esa distracción que buscas cuando te cortas.

Ahora tengo algunos en varios colores que combinan con cualquier atuendo que usaría. Es genial, en realidad.

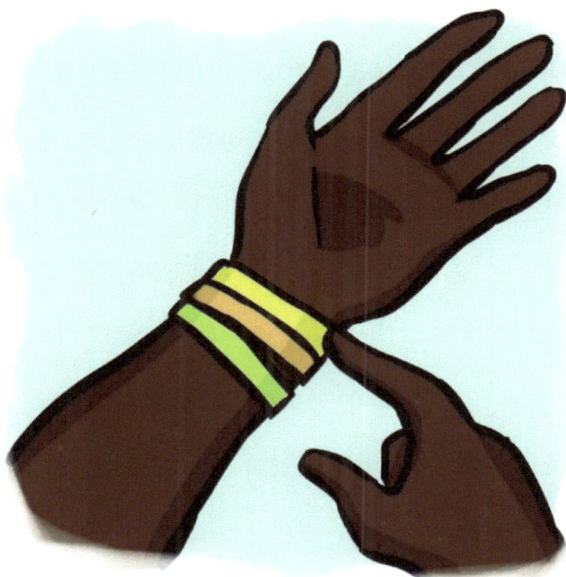

Papá y yo estamos aprendiendo nuevas habilidades de afrontamiento juntos ahora. No he cortado en más de seis meses. A pesar de que todavía tengo la evidencia de prácticas destructivas de corte en mis brazos y la parte superior de las piernas, me recuerda una vida a la que nunca tuve la intención de regresar. Papá incluso ha accedido a permitirme empezar a hacerme tatuajes, siempre y cuando me mantenga limpio de cortes, y que no me lo haga a cambio de un poco de estrés resultante de la ira. Es mejor lidiar con ese tipo de cosas de frente. Nos damos cuenta de que todavía soy bastante joven; sin embargo, de vez en cuando, hacerme un tatuaje es una alternativa más favorable a lo que solía hacer. El primero estará en la parte trasera de mi hombro derecho. Es una imagen de una mariposa que me recuerda a un yo totalmente nuevo, una vida completamente nueva y una nueva forma de manejar todo tipo de situaciones desafiantes. Ahora voy a cumplir dieciséis años, y hasta ahora, ha sido un ajuste genial en el que papá y yo podemos estar de acuerdo. Tengo la sensación de que voy a estar bien.

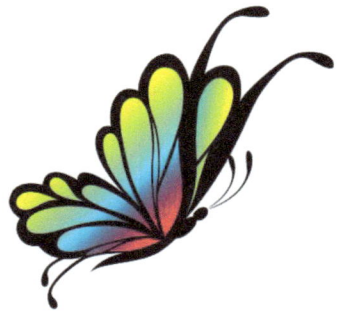

FIN

El ingrato juego mental de Úrsula #1
Actividad visual

¿Puedes encontrar los 9 elementos fuera de lugar en esta imagen? Anótelos en las líneas de la página siguiente bajo Juego Mental # 1.

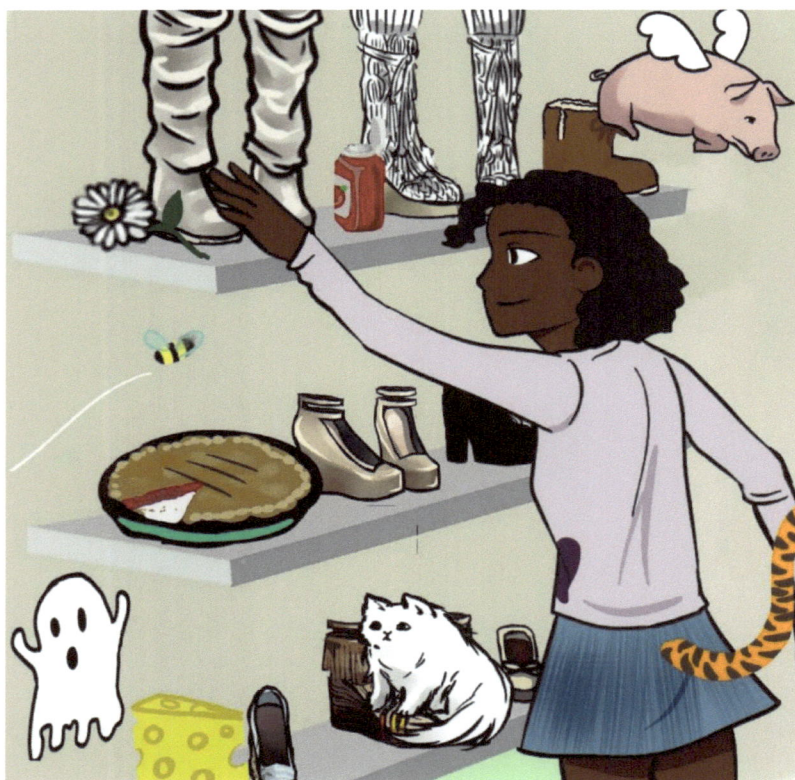

Hoja de trabajo de actividades de Brain Game

Juego Mental # 1

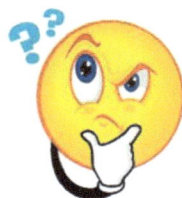

1._____

2._____

3. _____

4._____

5._____

6._____

7._____

8._____

9._____

El ingrato juego mental de Úrsula #2
Actividad visual

Úrsula está furiosa ahora mientras sale del auto de su papá. Creo que está soñando. ¿Puedes encontrar las 8 cosas fuera de lugar en este sueño? Coloque sus respuestas en la hoja de trabajo que sigue.

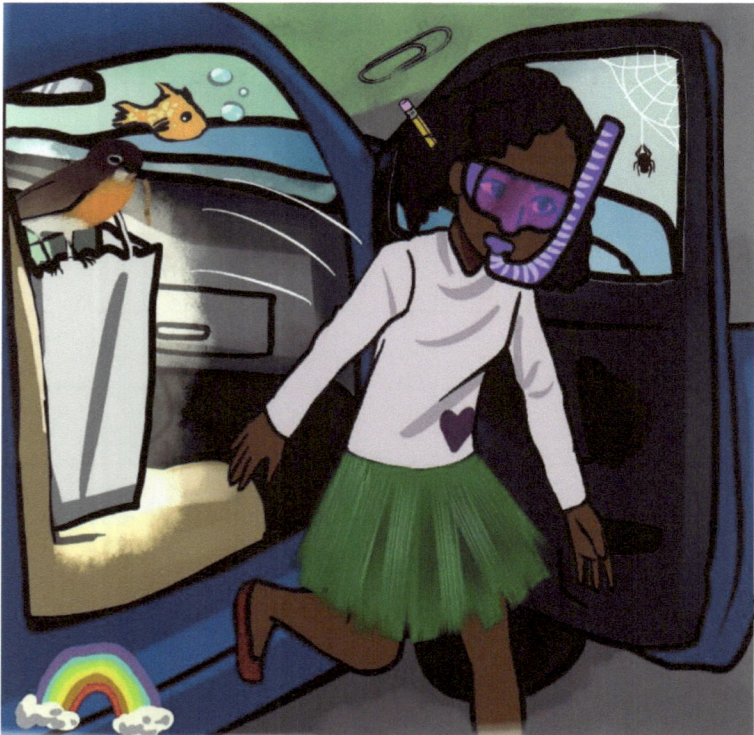

Hoja de trabajo de actividades de Brain Game

Juego Mental # 2

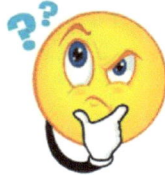

1._____

2._____

3. _____

4._____

5._____

6._____

7._____

8._____

Claves de respuestas del juego mental maestro

Ingrata Úrsula #1

Cola de tigre

Abeja

Salsa de tomate

Pie

Cerdo volador

Fantasma

Flor

Gato

Rebanada de queso

Ingrata Úrsula #2

Arco iris

Pescado

Clip grande

Pájaro

Araña

Tubo respirador

Falda de hierba

Lápiz en el pelo

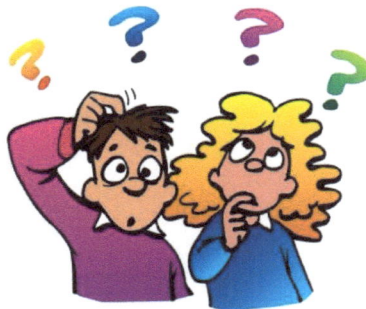

Juego de Palabras - Mensaje Secreto

(Busca y rellena las letras que faltan en una hoja aparte o aquí, si tienes el libro, para descubrir tu mensaje secreto).

Ursula la Malagradecida

T _ _   v _ _   _ _   _ _ e   _ _ _ _ _ _ t _

_ _ _   d _ _ a _ _ _ d _ _ _ _ _ e _ t _

_ _ _ _   _ e _   _ _   s _ _ _ _   _ _

_ _ _   d _ _ _ _ _   _ _   _ _

_ _ r _ _ _ _ .   A _ _ _ _ z _ _ _ _ q _ _

_ _ _ _ _   _ _ _   _ n _ _ _ _ _ ,

_ _ _ _ _ _ _ c _ _ _ ,   _   _ _ p _ _ _ _   _

d _ _ _ _ _ t _ _   _ _   _ _ _

_ _ _ _ _ _ _   _   _ _   _ _   v _ _ _

_ _ _   _ _ _ .

Respuesta

{Tal vez lo que aparenta ser desagradecimiento ueda ser un signo de ira dentro de tu corazón. Analizaporque estas tan enojada, reconócelo, y empieza a disfrutar de las personas y de la vida otra vez.}

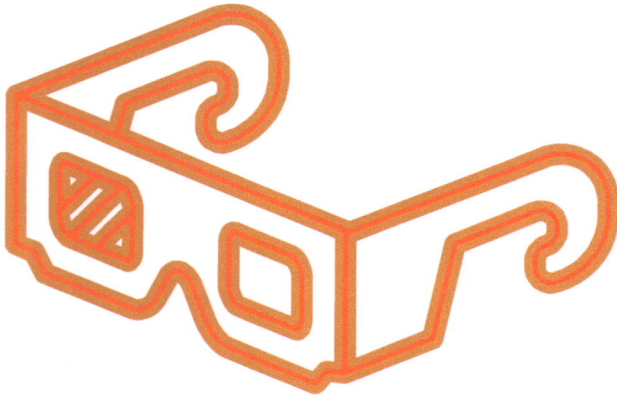

Si este libro te gustó,

y sé que lo harás,

hay más historias esperando,

idescúbrelas --- Ser llenado.

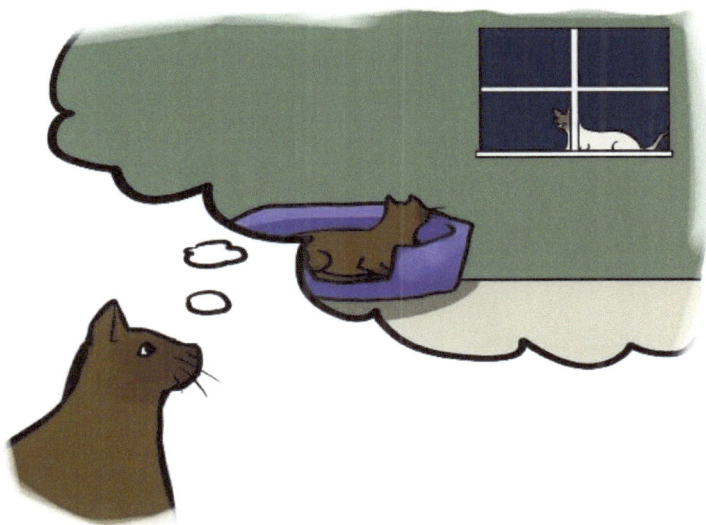

Carla la Maliciosa

Aventuras te esperan.

Te enseñan a amarte.

Eres un ser único, brillas con luz,

No hay nadie más a quien

Me gustaria par ser como.

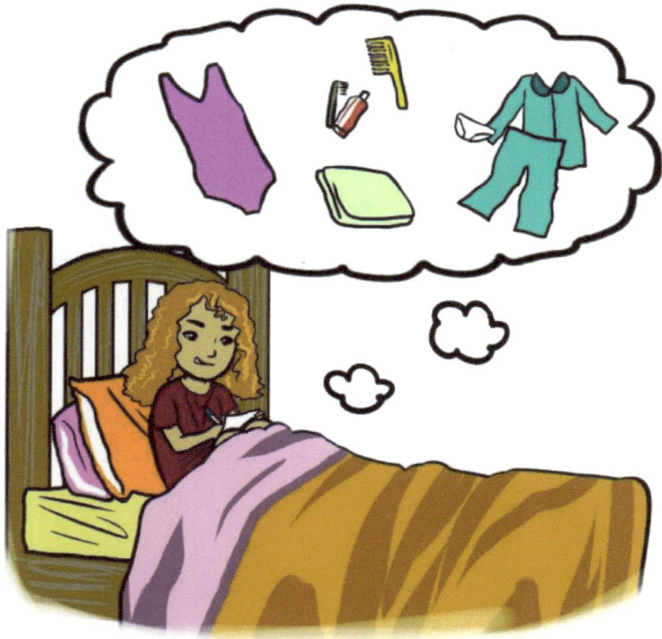

Daniela la Dudosa

A medida que creces, más aprenderás,
historias de la A a la Z encontrarás.
Cuentos que invitan a imaginar,
con llaves secretas en cada enredadera.

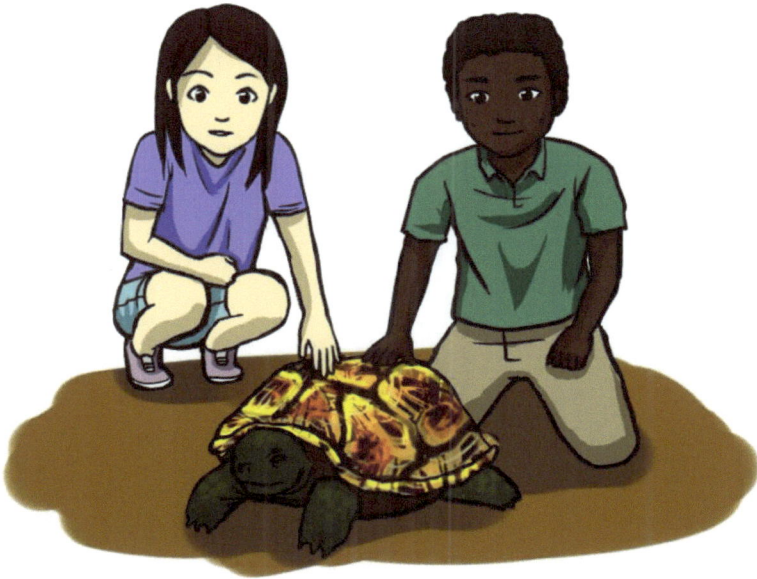

Freddy el Audaz

¡Visita mi página, no esperes más!
Hay libros increíbles que te gustarán.
Escoge tu historia, prepárate a leer,
¡date prisa, y ven a ver!

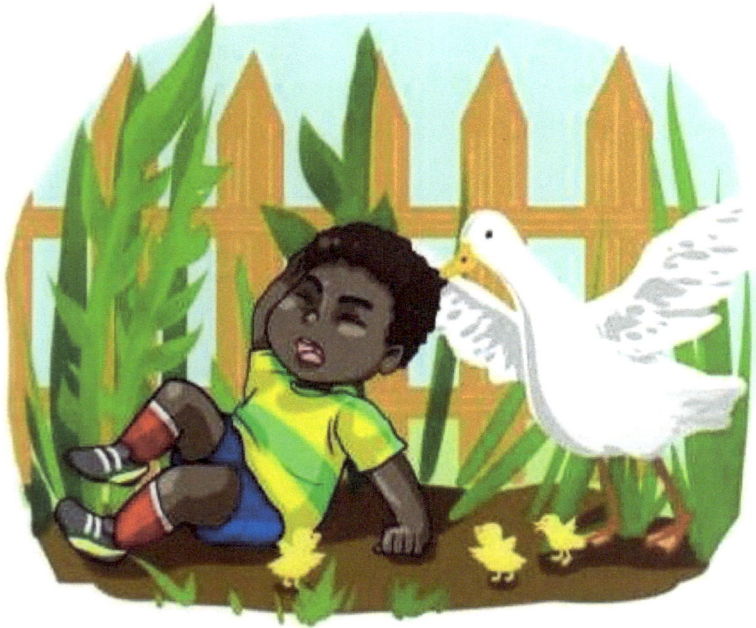

Kairo el Besador

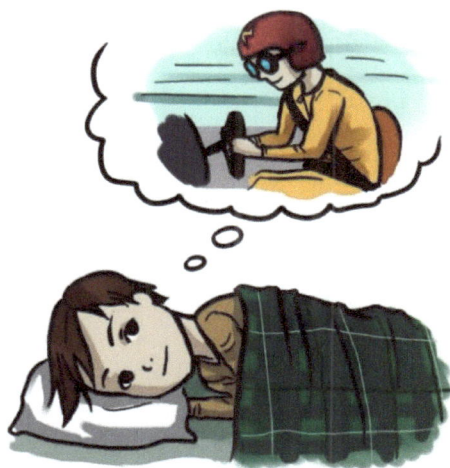

Bruno el Ocupado

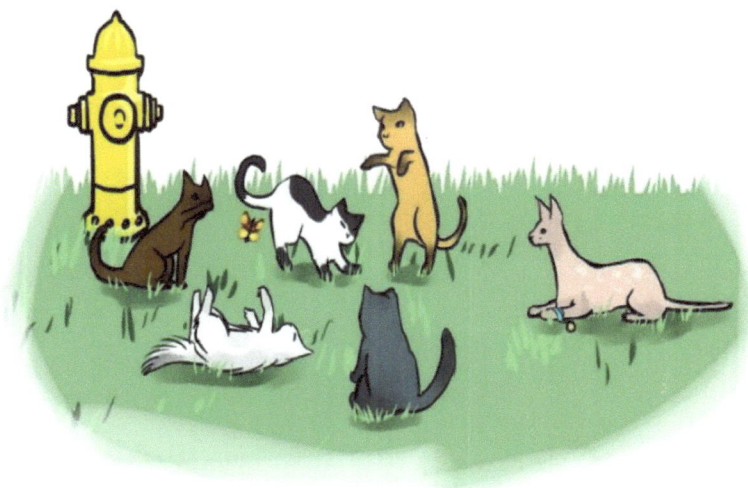

Carla la Maliciosa

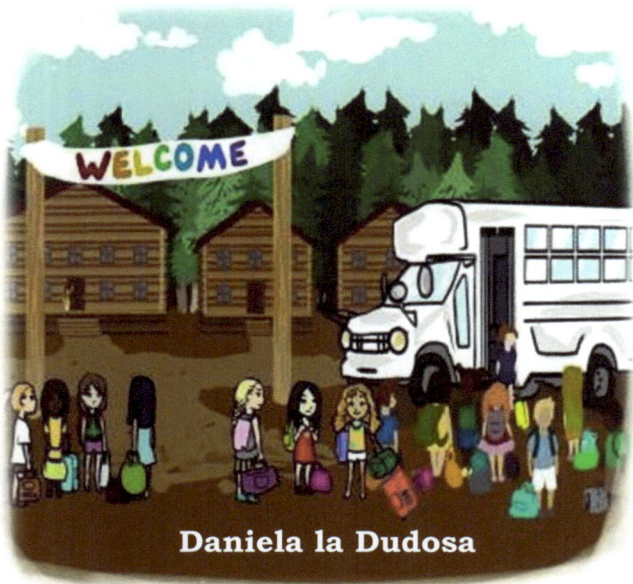

Daniela la Dudosa

Visita:
www.BooksByLMason.com

www.ingramcontent.com/pod-product-compliance
Lightning Source LLC
Chambersburg PA
CBHW041215270326
41930CB00001B/26